LE PETIT

PÉDICURE.

IMPRIMERIE DE CARPENTIER-MÉRICOURT,
Rue Traînée, n° 15, près St-Eustache.

LE PETIT PÉDICURE,

OU

Art de se préserver des Cors

ET DE LES DÉTRUIRE SOI-MÊME,

Contenant plusieurs Moyens infaillibles pour arriver à ce but, avec des Conseils sur les soins à donner aux Maladies du Pied;

Terminé

PAR UN TRAITÉ SUR LES ONGLES,

OU MOYENS DE LES SOIGNER ET ENTRETENIR;

PAR LE DOCTEUR D***,

de la Faculté de Paris.

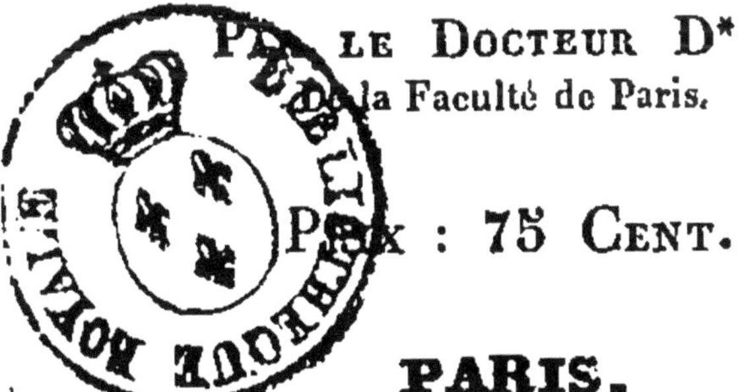

PRIX : 75 CENT.

PARIS,

CHEZ LEMARQUIÈRE, LIBRAIRE

PASSAGE VIVIENNE, N° 5.

=

1829.

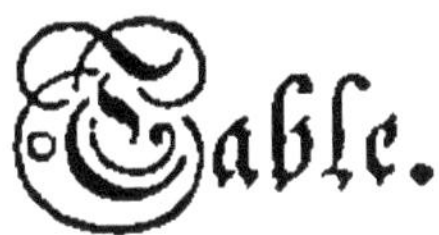

Table.

—

CHAPITRE III.

CHAPITRE IV.

AVERTISSEMENT.

Les maladies dont nous nous occupons dans ce petit livre sont celles que le charlatanisme exploite avec le plus d'avantage. Il n'est pas de journal qui n'annonce pompeusement, chaque semaine, plusieurs moyens infaillibles de guérir les cors aux pieds. L'homme qui souffre, se hâte d'acheter le remède dont il voit l'éloge si souvent répété. Après en avoir fait usage, il est tout étonné de n'avoir aucun soulagement ; heureux encore s'il en est quitte pour le prix du spécifique. Trop souvent l'on a vu de ces onguens préparés par l'ignorance, occasionner les accidens les plus fâcheux.

Chaque personne a aussi son remède favori qu'elle s'empresse de vous enseigner dans l'occasion. L'un vous conseille un emplâtre composé de telle ou telle matière ; l'autre affirme l'efficacité d'un onguent dont il vous indique la recette ; un troisième a fait usage d'un cataplasme dont les effets sont merveilleux ; celui-ci s'est servi avec succès d'un vésicatoire ; celui-là se borne à mettre des simples sur la partie malade ; d'autres ne manquent pas de vous proposer l'emploi de caustiques dont ils ignorent les dangereux effets.

Comment arrêter en effet les ravages de la pierre à cautère, de l'eau forte, de l'huile de vitriol, etc.? Ces derniers moyens, que quelques personnes persistent à employer, excitent des inflammations, attaquent les nerfs, les tendons, l'os même.

C'est pour éviter tous les fâcheux accidens dont nous venons de parler, que nous nous sommes décidé à publier ce petit ouvrage, qui est le fruit d'une longue expérience.

La modicité de son prix, en le mettant à la portée de tout le monde, prouve que nous n'avons pas voulu faire une spéculation, mais bien être utile.

Puissions-nous avoir atteint notre but !

LE Petit Pédicure.

CHAPITRE Ier.

Observations Générales.

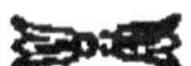

Nous ne chercherons pas à démon-
trer combien la santé des pieds, et
leur bonne constitution, est néces-
saire à l'homme. Il n'est personne qui
n'ait observé l'état fâcheux dans lequel
on se trouve par suite d'une incommodité à cette partie du corps, que

l'on peut appeler le pivot de la machine humaine.

De nos jours on néglige trop la santé des pieds. Les anciens étaient plus soigneux à ce sujet, et ce soin était pour eux une espèce de culte. Non-seulement ils se lavaient chaque jour les pieds, et à plusieurs reprises, mais encore ils s'empressaient d'en faire autant aux hôtes qu'ils recevaient chez eux. Peut-être était-ce à ce genre d'hygiène qu'était due cette longue existence dont jouissaient les hommes des âges antiques.

Sans vouloir faire sur un tel sujet une dissertation qui serait déplacée dans un livre de cette nature, nous affirmerons, sans crainte d'être démenti, que la négligence apportée par les soldats à entretenir la propreté de leurs pieds a souvent produit les plus fâcheux accidens. Une transpiration arrêtée, une foulure ou écorchure négligée ont plus d'une fois procuré la mort à de malheureux soldats, qu'une légère précaution en aurait préservés. Il est à désirer que le vœu, émis par plusieurs bons esprits, soit rempli, et que l'on nomme dans les régimens des individus chargés du soin spécial d'examiner les pieds des militaires, et de les tenir constamment en bon état.

Nous n'avons pas pour but de traiter ici de tous les maux auxquels les pieds sont sujets : aussi nous ne présenterons que quelques observations générales sur les moyens de traiter les maladies autres que celles qui font l'objet de ce livre.

Quelques personnes sont sujettes à des transpirations abondantes aux pieds. Il serait dangereux de supprimer ces sécrétions. Quelque désagréables qu'elles puissent être, nous conseillons à ceux qui sont atteints de cette incommodité de s'essuyer tous les matins les pieds avec un linge chaud et bien sec, et ensuite de faire sur eux des affusions d'eau-de-vie de lavande ou d'un mélange d'eau et d'eau-de-vie aromatisée avec quelque eau de senteur. Le soir, on les lavera avec de l'eau tiède, et on les essuiera bien avec un linge chaud.

Aussitôt qu'une partie du pied a été foulée, il convient de plonger le pied dans de l'eau froide, vinaigrée, et de l'y laisser au moins trois heures. En sortant le pied de l'eau, on l'essuiera avec un linge sec, mais froid ; on l'enveloppera de compresses trempées dans de l'eau de *Goulard* ; on restera en repos pendant vingt-quatre heures. C'est surtout aux écorchures que la malpropreté est nuisible. On ne saurait apporter trop de soin à garantir les plaies d'un tel inconvénient. On a vu souvent des ulcères résulter de la négligence apportée à traiter de légères écorchures qui n'auraient exigé qu'un peu de repos et de la propreté. Le meilleur moyen à employer pour guérir les égratignures, c'est de bien laver la plaie, étendre sur un petit linge un peu de cérat soufré, et, en quarante-huit heures, la cicatrice est faite.

Maintenant nous allons examiner ce qui fait plus particulièrement l'objet de ce travail. Nous verrons d'abord quelle est la nature des cors, durillons, etc.; leur cause; ensuite nous traiterons des préservatifs et curatifs.

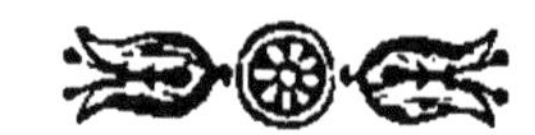

CHAPITRE II.

Nature et cause des Cors,

DURILLONS, ETC.

LE cor, que les Latins nommaient *clavus* (clou), est une excroissance tuberculeuse, semblable à une verrue plate. Le nom de *clavus* (clou), que le cor a reçu des anciens, est autant dû à sa forme qui représente quelquefois la tête d'un clou, qu'à la douleur qu'il fait éprouver, et que l'on peut assimiler à celle qui résulterait d'un clou enfoncé dans les chairs.

Nous n'examinerons pas si le cor est une excroissance organique ou inorganique, il nous suffira de dire que c'est l'épaississement de l'épiderme altéré par une compression quelconque, mais le plus souvent par la compression de la chaussure. Cet accident a lieu non-seulement lorsque l'on porte des souliers trop étroits ou trop courts, mais encore il provient d'une cause contraire; c'est-à-dire lorsque l'on porte des chaussures trop larges. Le pied chevauchant alors, si les bas sont mal tendus et forment des plis, il en résulte des cors. Le frottement détermine un point d'irritation, où se manifeste le cor, et, plus la peau est fine , plus cet accident se développe facilement. Les paysans et autres personnes dont le système dermoïde est plus inerte, y sont rarement sujets.

On ne saurait donc trop prendre de précautions pour la chaussure des enfans. On voit combien la négligence à cet égard peut être fâcheuse pour l'avenir, surtout pour les jeunes filles, dont la peau est plus fine et la sensibilité plus grande.

DURILLONS.

Les durillons sont des callosités qui se forment à la plante des pieds et au talon chez les personnes sujettes à de longues marches ; aux mains, chez les individus qui se livrent aux travaux manuels. Ils ne gênent jamais la marche, quand ils ne sont pas accompagnés de cors ; aux mains, ils leur font perdre leur sensibilité. L'on voit qu'ils n'ont, pour ainsi dire, aucune importance.

OGNONS.

L'ognon est une tumeur inflammatoire, douloureuse, rouge, ressemblant, par sa forme et son volume, à un ognon. Il siége aux articulations des os du pied. Le frottement des chaussures trop étroites, la mauvaise conformation des orteils en sont les causes. L'inflammation finit par s'étendre jusqu'aux parties situées au-dessous de la peau, et même jusqu'à l'os. Aussi y a-t-il toujours engorgement des tissus qui environnent l'articulation.

CHAPITRE III.

Guérison des Cors,

DURILLONS, ETC.

On distingue dans le cor une partie organique et une partie inorganique. Par la première, nous entendons ses racines, par la seconde, son durillon. La douleur que fait éprouver le cor provient de la pression que le durillon transmet aux parties sous-jacentes.

Il suit de là qu'en enlevant seulement le durillon, on peut se garantir de la douleur pour long-temps. Lorsqu'un nouveau durillon s'est formé, on peut recommencer la même opération, qui n'est nullement douloureuse, et que l'on pratique très-bien soi-même. En voici le moyen.

Nous proposerons ensuite d'autres procédés qui remplissent le même but. Chacun pourra choisir celui qui lui conviendra. Nous ferons connaître ceux auxquels nous donnons la préférence.

MANIÈRE D'ENLEVER UN DURILLON.

Il faut mettre le pied dans l'eau tiède, où l'on aura fait infuser des feuilles de mauves, et l'y maintenir pendant une heure. Le durillon du cor se ramollit, et devient moins adhérent au cor. On détache, en coupant, un des bords du durillon avec des ciseaux; on saisit avec des petites pinces, ou avec les ongles, le lambeau; on engourdit l'orteil en le comprimant; on soulève alors le durillon qui s'enlève facilement. Quelquefois il arrive que des filamens le rendent plus adhérent au cor. On les coupe facilement avec des ciseaux à lames fines. Cette méthode fort simple réussit à garantir des gênes du durillon pendant un assez long temps.

EXTIRPATION DES CORS.

L'enlèvement du durillon ne peut produire, ainsi que nous venons de le dire, qu'un soulagement momentané, puisque la racine, ou partie organique du cor, demeure après cet enlèvement. De tous les moyens de destruction entière, l'extirpation ou enlèvement de la racine est un des meilleurs. Voici comment on y procède.

Il ne faut pas, comme dans l'enlèvement du durillon, faire précéder l'opération d'un bain de pied; on s'en gardera bien, et on choisira, au contraire, le moment où le pied est le plus sec. On emploie, pour instrument, une aiguille de forme ronde d'environ une ligne et demie de diamè-tre, et à pointe mousse, laquelle a été fixée à un manche qui sert à la tenir plus facilement.

Au moyen de cette aiguille, on isole le cor des parties saines qui l'environ-nent, et, comme par sa forme elle ne peut déchirer les fibres charnues, on pénètre facilement dans toutes les di-rections de la racine, et on l'enlève sans douleur, ni effusion de sang. Après cette opération, on lave le pied dans une eau où l'on a mis de l'eau-de-vie de lavande.

Cette excavation laisse une cavité que l'on remplit de suif de mouton, et que l'on recouvre d'un petit emplâtre de diachylum gommé. A l'instant même, on éprouve le plus grand soulagement, et il est excessivement rare que le cor reparaisse.

Au lieu de l'aiguille dont nous venons de parler , nous avons souvent employé, et avec plus de facilité, une aiguille du même diamètre , mais plate et à deux tranchans mousses.

MOYENS DE DESTRUCTION
SANS L'EMPLOI D'INSTRUMENT.

Beaucoup de personnes ne voulant pas avoir recours à l'extirpation par des instrumens, quelque peu dangereux qu'ils soient, nous donnons ici des recettes dont l'efficacité a été maintes fois reconnue.

Nous devons toutefois prévenir que l'effet de ces recettes ne pouvant être aussi prompt que celui de l'extirpa-tion, il convient de répéter le remède plusieurs fois. Nous affirmons qu'avec un peu de constance, on aura le ré-sultat désiré.

1ᵉʳ *Moyen.* — Mettez deux gousses d'ail dans un demi-verre de fort vi-naigre ; versez le tout sur huit à dix feuilles de lierre placées dans une bouteille que vous bouchez soigneu-sement. Au bout de dix jours, prenez un morceau de ces feuilles ; placez-le sur le cor, et l'y retenez au moyen d'une petite bandelette de linge fin ; répétez pendant plusieurs jours, et vous obtiendrez guérison.

2ᵉ *Moyen.* — On a souvent éprouvé les plus heureux résultats, en frottant le cor avec un linge imbibé de vin chaud et en le recouvrant avec des feuilles de vigne séchées au soleil.

3ᵉ *Moyen*. Faites dissoudre un demi-gros de couperose bleue dans un petit verre de bonne encre. Le soir, introduisez avec une plume de cette encre dans un petit trou que vous aurez pratiqué à la surface du cor. Répétez pendant quelques jours. Ce moyen est infailllible.

4ᵒ *Moyen.* — On peut encore employer avec succès un petit emplâtre composé de diachylum et d'alun calciné, appliqué sur le cor, et renouvelé pendant quelques jours.

5ᵒ Au nombre des meilleurs moyens

de destruction des cors, nous indiquons les limes magnétiques de M. Kaufmann, chimiste, breveté du Roi, dont le dépôt général est à Paris, rue St-Martin, n. 196. Ces limes dont l'usage est très-facile, ont la propriété de réduire le cor en poussière, sans jamais endommager les parties saines.

Nous aurions pû multiplier ces recettes; mais nous n'avons voulu indiquer que celles dont les effets nous paraissent certains.

Ognons. Nous avons vu que l'ognon est une tumeur inflammatoire, qui a son siége non seulement dans la peau, mais encore dans les tissus environnant les articulations des pieds. Pour obtenir la guérison radicale d'une telle affection , il faut suivre un traitement assez long, et sous les yeux d'un médecin habile , sans quoi , on s'exposerait à des accidens fâcheux. Aussi, nous ne donnerons pas ici ce traitement, que l'on ne pourrait faire seul , nous conseillerons , pour obtenir quelque soulagement, d'employer dans les momens douloureux des cataplasmes faits avec une décoction de tête de pavot. Le repos est nécessairement utile dans cette circonstance. Nous ne saurions trop recommander à ceux qui sont menacés d'une telle affection de ne porter que des chaussures dont le tissu soit souple et moelleux.

CHAPITRE IV.

Traité des Ongles.

DÉFINITION.

Les ongles sont des plaques dures, oblongues, demi-transparentes, qui recouvrent l'extrémité dorsale des doigts et des orteils.

On distingue dans l'ongle trois parties : la *racine*, le *corps* et l'*extrémité*.

La racine est cette partie de l'ongle

qui se trouve logée dans un sillon que présente la peau ; elle est blanchâtre et ne présente que la cinquième ou sixième partie de la totalité de l'ongle : elle en est aussi la partie la plus mince.

Le corps est la partie moyenne et la plus considérable. Dans cet endroit l'ongle est plus épais qu'à la racine ; comme il est diaphane, il laisse appercevoir la teinte rosée que présente la couleur du derme sous-jacent.

L'extrémité est cette partie qui ne se trouve plus adhérer à la peau ; c'est la portion la plus épaisse et la plus dure. Elle peut devenir très-longue, et augmenter en proportion d'épaisseur et de dureté. On a des exemples d'ongles qui ont présenté trois et quatre pouces de longueur.

Les ongles des doigts servent à défendre leur extrémité du froissement des corps durs ; ils servent encore à faciliter l'appréhension des objets peu volumineux. Ceux des pieds protégent également leurs extrémités, et servent à affermir les orteils dans la marche.

Maladies. — Les ongles, presque dépourvus, selon toute apparence, de propriétés vitales, ne sont par cela exposés qu'à peu de maladies, et encore les altérations qu'ils éprouvent ne sont-elles que la suite des affections du derme ou de la matrice de l'ongle. Mais la peau qui les environne est sujette à plusieurs lésions que nous nous proposons d'examiner, qui ne sont rien dans le principe, et qui négligées peuvent donner lieu à des accidens fort graves. Les plus ordinaires sont :

Les *envies ;*

La *Tourniole* ou espèce de panaris ;

Les *onglades ;*

Et les ongles rentrés dans les chairs.

DES ENVIES.

La peau qui se trouve à la racine des ongles est susceptible d'être déchirée ou de se fendre, il en résulte de petites pellicules que l'on a nommées *envies.* Il peut arriver que ces petites fentes s'étendent au-delà de la racine de l'ongle ; elles sont plus ou moins profondes suivant qu'elles n'intéressent que la peau , ou bien qu'elles altèrent la chair avec la peau ; elles déterminent de la douleur au moindre frottement des mains , et deviennent fort incommodes si on néglige de les couper. Le froissement des doigts par des corps durs , des substances corrosives, le grand froid surtout, sont les principales causes de ces accidens, qui ne sont rien, et qui, comme tant d'autres , ne veulent pas être négligés.

Il est très-facile d'y apporter remède : il suffit de couper ces petites pellicules à leur base avec des ciseaux dont les lames soient bien affilées : il faut bien se garder de chercher à les arracher ou de les ronger avec les dents comme le font beaucoup de personnes , on s'exposerait ainsi à faire naître une irritation qui pourrait à son tour amener un gonflement suivi d'un panaris.

Il est rare qu'il survienne du sang et que la douleur persiste. Si cela arrivait, il faudrait tout simplement recouvrir la petite plaie d'un peu de diachylum gommé. Le contact de l'air pourrait également irriter les parties, et donner lieu à une nouvelle envie qui attaquerait les chairs avec la peau. Il est donc toujours prudent de recouvrir d'un linge l'extrémité du doigt.

Les personnes qui se livrent aux travaux manuels, et qui sont exposées à toucher des substances délétères (corrosives), doivent surtout ne pas négliger de soigner les envies. Le contact en cet endroit avec les humeurs d'une personne atteinte d'une maladie contagieuse, pourrait communiquer la maladie. Il en est un grand nombre d'exemples.

TOURNIOLE.

On a donné le nom de *tourniole* ou *tourniolle* à un petit phlegmon ou engorgement inflammatoire, lequel se développe sous l'épiderme qui entoure les ongles. Il se termine presque toujours par une petite suppuration qui ne s'étend ordinairement qu'à cette partie. Les pathologistes le regardent comme le premier degré du panaris. Il est bien rare que la *tourniole* dégénère jusqu'à cette grave et douloureuse maladie. Cependant parfois l'ongle peut tomber s'il s'établit une suppuration qui détruise les racines de cet organe.

Lorsque l'on est atteint de *tourniole*, comme il y a toujours inflammation primitivement, il convient d'avoir recours aux moyens rafraîchissans. Ainsi on mettra la main trois ou quatre fois chaque jour dans un petit bain d'eau de son; il est bon d'y plonger tout l'avant bras, pour que l'on puisse placer l'extrémité du doigt plus haut que le coude, et empêcher le sang de s'y porter davantage; on enveloppera le doigt malade d'un cataplasme fait avec une décoction de têtes de pavots et de la farine de graines de lin; on pourrait y ajouter avec avantage 10 à 15 gouttes de laudanum de Sydenham. Par ces moyens on peut quelquefois faire avorter cette maladie.

Quand la suppuration sera arrivée, il faudra laver le doigt, étendre un peu de cérat saturné sur un petit plumasseau de charpie, et l'appliquer sur la plaie ; on maintiendra ce pansement avec une petite bandelette en toile, et encore mieux avec un doigt de gant agrandi. Il ne faut que deux ou trois jours pour cela. Pendant ce léger traitement, il faut se garder de prendre des liqueurs et du vin pur, et ne faire aucun excès, on donnerait ainsi plus de prise à l'inflammation.

ONGLADES.

Les *onglades* sont de petits ulcères qui se développent entre les doigts,

les orteils , et surtout à la circonfé-
rence des ongles. On les rencontre
plus souvent aux pieds qu'aux mains,
et plus chez la classe ouvrière que
dans la classe aisée ; elles dépendent
quelquefois d'une maladie invétérée ,
alors elles demandent à être traitées
par les moyens convenables au traitement de l'affection qui y donne lieu :
dans cet état elles sont alors *consécu-
tives*. Quand elles sont *primitives* ,
c'est-à-dire indépendantes d'aucune
maladie particulière , elles sont peu
de chose , et il suffit de se tenir les
pieds très-propres , appliquer du cérat
sur un peu de charpie , en couvrir
l'ulcère , et la guérison ne se fait pas
long-temps attendre.Si l'onglade résul-
tait de la présence de l'ongle , il faudrait l'en isoler à l'aide de quelques

fils de charpie placés entre le bord de l'ongle et les chairs. Ce cas appartient à l'ongle rentrant dont nous allons parler dans l'article suivant.

ONGLE RENTRÉ ou RENTRANT.

La mauvaise direction des ongles donne lieu à une maladie particulière à laquelle on a donné le nom d'*ongle entré dans les chairs*, d'*ongle incarné*. Cette lésion arrive presque toujours au gros orteil, et surtout à son bord interne. Elle est très-rare aux autres orteils, elle consiste dans l'enfoncement des bords de l'ongle dans les chairs qui se trouvent placées au-dessous ; il en résulte des ulcérations, des callosités, et même des fongosités qui déterminent de violentes douleurs dans la marche, et qui, quelquefois, la rendent impossible. La conformation de l'ongle est pour beaucoup dans la fréquence de cette affection. Cela arrive pour les ongles dont le corps est très-arrondi, et dont les bords par conséquent sont fort rapprochés. Les chairs de l'extrémité des doigts se trouvent ainsi plus comprimées entre le sol et les bords vulnérans de l'ongle.

On pense généralement que les chaussures étroites sont les causes les plus communes de l'ongle rentré ; les chaussures dont les extrémités sont carrées offrent moins d'inconvéniens que celles qui sont pointues , les orteils y sont moins rapprochés , et les chairs moins comprimées par les ongles.

Lorsque l'on a un ongle rentrant dans les chairs, il faut plonger long-temps le pied dans l'eau afin de ra-mollir son tissu; on soulève avec une spatule le bord de l'ongle qui entre dans les chairs, et on place entre ce bord et la peau plusieurs fils de char-pie qu'il faut avoir soin de renouveler pour éviter les suites de la malpro-preté. Il faut porter une chaussure large, de sorte que l'empeigne ne détermine point de pression sur l'on-gle. Ce moyen empêche la douleur, et fait cesser l'accident lorsqu'il n'est pas encore très-avancé. On pourrait encore mettre une petite plaque de fer-blanc, qui placée sous le bord de l'ongle envelopperait les chairs qui font saillie, repasserait sous l'orteil, et forcerait ainsi l'ongle à recouvrir toute la peau au lieu d'y pénétrer.

Il arrive assez souvent qu'il se manifeste des ulcérations; si elles ne sont pas considérables, il faut user du moyen indiqué à l'article précédent, et cautériser légèrement avec la pierre infernale, on arrive presque toujours à guérir ainsi ; mais si la maladie est portée trop loin, il faut avoir recours aux moyens chirurgicaux. Ne nous proposant que d'examiner les moyens préservatifs, nous passons sous silence les procédés différens que les auteurs ont indiqués.

TAILLE DES ONGLES.

La manière de tailler les ongles est fort essentielle pour prévenir les ac-

cidens dont nous venons de parler ;
c'est parce qu'on y attache si peu
d'importance que ces maladies sont
si communes. Il faut tailler les ongles
des orteils carrément, et les laisser
assez longs pour recouvrir et dépas-
ser de bien peu l'extrémité des orteils ; on se gardera bien d'amincir
leurs bords, on s'exposerait à ce qu'ils
se rompissent et irritassent les parties molles ; si l'ongle du gros orteil
est épais, et qu'il soit très-convexe,
on peut l'amincir sur le milieu, soit
avec la lame de ciseaux, soit avec un
morceau de verre, il en résulte que
les bords présentent une résistance
moindre aux chairs placées sous les
bords libres et latéraux de l'ongle.

Il n'en est pas de même des ongles
des doigts, ils veulent être taillés en

rond, et non pas en pointe comme on les porte aujourd'hui; dans ce dernier état ils sont exposés à être cassés à chaque instant, et peuvent même être fendus. La forme arrondie de l'extrémité des doigts veut qu'ils soient taillés en rond, de cette manière ils présentent plus de grâce, et n'offrent nul inconvénient.

Beaucoup de personnes rongent leurs ongles, elles ne savent pas qu'elles s'exposent au même accident qui survient souvent lorsque l'on coupe les ongles trop courts; on attaque le corps réticulaire ou les pupilles nerveuses situées sons l'ongle, il survient de vives douleurs qui durent plusieurs jours; il peut arriver même qu'il se développe une inflammation, cette inflammation peut à son tour donner naissance à des abcès consécutifs, comme Schneider en a donné un exemple.

Ici doivent se borner les observations que nous nous proposions d'offrir au public; nous n'avons pas eu le projet, comme on le pense bien, de faire des traités *ex professo* sur chacun des accidens que nous avons indiqués. Il aurait fallu écrire plusieurs volumes, qui ne pouraient être lus que par les gens de l'art. C'est pour les gens du monde que nous avons écrit; nous osons espérer que ce petit livre leur sera de quelque utilité.

FIN.

Extrait du Catalogue

DE LA LIBRAIRIE AU RABAIS

DE LEMARQUIÈRE,

GALERIE VIVIENNE, N° 5.

———

Anquetil. *Histoire de France*, 12 vol.
in-12, au lieu de 36 fr.　　　18 fr.

Baour-Lormian. *Jérusalem délivrée*,
3 vol. in-18, grand papier fin satiné,
gravures, au lieu de 12 fr.　　7 fr.

Boiste. *Dictionnaire universel de la
langue française*, un vol. in-4°,
net　　　　　　　　　　　　25 fr.

Bonneau. *Méthode, ou nouvelle manière d'étudier les langues , afin
de les apprendre promptement,*

4

appliquée à la langue française,
2 vol. in-12.   2 fr. 50 c.

— *Participes réduits à deux règles
générales qui ne souffrent pas
une seule exception,* 1 vol. in-12.
                    1 fr. 25 c.

Boyer. *Dictionnaire anglais-fran-
çais,* 2 vol. in-4°, net   35 fr.

Decourdemanche. *Du danger de
préter sur hypothèque,* 1 volume
in-8°.   5 fr.

Delacroix. *Connaissance du tempé-
rament,* 12e édition, in-8°. 2 fr.

— *Manuel des hémorrhoïdaires,* 1
vol. in-12, nouvelle édition.   3 fr.

Dulaure. *Esquisses de la révolution
française,* 12 livraisons in-4°, or-
nées de 108 gravures, au lieu de 72
francs.   35 fr.

Fourdrin. *Art d'aider la mémoire . appliqué à l'Histoire de France, et mis à la portée de toutes les intelligences*, 1 vol. in-32.   75 c.

— *Méthode par laquelle il est facile de retenir l'ordre de succession des rois de France, et leur chronologie* (trois cent dix dates).

J. A. Grenet et F. M. C. M. Bouty. *Tableaux chronologiques de l'histoire de France*, en 4 feuilles in-plano, beau papier satiné.   2 fr.

Jaclot. *Tenue des livres*, 1 vol. in-8° 2ᵉ édition, au lieu de 7 f.   5 f.

Lamst. *Manuel de la Bourse, contenant des notes exactes sur les effets publics français et étrangers, avec l'état de leurs cours respectifs depuis l'origine, avec une notice sur les changes , arbitrages ,* etc. , nouvelle édition augmentée de tables d'intérêt, etc. , 1 vol. in-18.   2 fr. 5o c.

Laharpe. *Cours de littérature ,* 18 vol. in-8° (Dupont) , au lieu de 90 fr.   45 fr.

Laveaux. *Dictionnaire de la langue française ,* 2 vol. in-4° , net   35 f.

H. Leprince. *Principes universels du langage ,* 1 vol. in-12.   3 fr.

Lesage. *Gilblas ,* 5 vol. in-32, avec gravures , au lieu de 8 fr.   5 fr.

Lord Byron (œuvres de) 8 vol. in-8°, 4° édition, papier fin, précédée d'une *Notice sur l'auteur ,* par Ch. Nodier , ornée de 27 vignettes , au lieu de 72 fr.   5o fr.

Mémoires contemporains, 8 vol. in-8°, au lieu de 60 fr.   45 f.

Mémoires d'une contemporaine, 8 vol. in-8°, au lieu de 54 fr. 40 f.

Millevoye (œuvres de), 4 vol. in-8°, au lieu de 24 fr.   18 fr.

Plutarque. Un seul volume in-8°, grand papier vélin satiné, au lieu de 50 fr.   25 fr.

Racine. Un seul volume in-8°, orné d'un beau portrait, au lieu de 25 francs.   18 fr.

Sévigné (lettres de madame), 12 vol. in-8°, 20 portraits (Montmerqué), au lieu de 110 fr.   45 fr.

Salverte. *Des Sciences occultes*, 4 vol. in-8°, au lieu de 14 francs.
        12 fr. 50 c.

Tardieu-Denesle (madame). *Petit*

*atlas de toutes les parties du mon-
de*, 1 vol. in-4° oblond, cartonné,
au lieu de 12 fr.   7 fr.
Tastu-Amable (madame). *Chroni-
ques de France*, un vol. in-8°,
grand papier vélin satiné, au lieu
de 9 fr.   7 fr. 50 c.

CODES IN-18 A 2 FR. 50 C.,
AU LIEU DE 3 FR. 50 C.

Par MM. Raisson, Rousseau, etc.
*Code civil, manuel complet de la
    politesse*, avec gravures de De-
    veria.
— *Conjugal, art de se bien ma-
    rier et d'être heureux en mé-
    nage*, gravures.
— *de la Chasse, manuel du chas-*

seur, suivi du code de la pêche, gravures.

— Gourmand, manuel de Gastronomie, gravures.

— de la Conversation, par M. de Saint Maurice, gravures.

— Epicurien, choix de chansons anciennes et modernes, gravures.

— des femmes, gravures.

— théatral, gravures.

— de la Toilette, manuel d'élégance et d'hygiène, gravures.

Morel de Rubempré. Code de la Génération universelle, suivi de l'art de guérir l'impuissance ou faiblesse en amour, grav., 1 vol., au lieu de 3 fr. 5o c.   2 f. 5o c.

Code de la Cravate, au lieu de
2 fr. 5o c.   1 fr. 5o c.
Code épistolaire, au lieu de 2 f. 5o c.
          1 fr. 5o c.

RÉPERTOIRE DU THÉATRE DE MADAME;

Environ 1oo pièces à 75 c. au lieu
de 1 fr., qui se vendent séparément.

Ce catalogue des manuels, faisant
partie de l'Encyclopédie, dont les
traités se vendent séparément, se
distribue gratis.

*Collection de manuels formant une
Encyclopédie des sciences et des*

arts, format in-dix-huit ; par une réunion de savans et de praticiens. MM. Amoros, directeur du Gymnase, Bory de St.-Vincent, correspondant de l'Institut, Boitard, naturaliste, Choron, professeur de musique, Julia-Fontenelle, professeur de chimie, Huot, naturaliste, Lacroix, membre de l'Institut, Launay, fondeur de la colonne de la place Vendôme, Sébastien Lenormand, professeur de Technologie, Lesson, naturaliste, Perrot, membre de la Société royale académique des Sciences, Riffault, ancien directeur des poudres et salpêtres, Terquem, professeur aux écoles royales, Toussaint, architecte, Vergnaud, ancien élève de l'École Polytechnique, membre de la Société royale académique des Sciences, etc.

Depuis que les Sciences exactes ont, par leur application à l'Agriculture et aux Arts, contribué si puissamment au développemeut de l'Industrie agricole et de l'Industrie manufacturière, leur étude est devenue un besoin pour toutes les classes de la Société; les Mathématiques, la Physique, la Chimie, sont des sciences qu'il n'est plus permis d'ignorer; aussi les traités de ce genre sont-ils aujourd'hui dans les mains des artisans et dans celles des gens du monde: mais on a généralement reconnu que la cherté de ces sortes de livres est un grand empêchement à leur propaga-

tion, et que la rédaction n'a pas toujours la clarté et la simplicité néces-
saires pour faire pénétrer promptement dans l'esprit les principes qu'ils
exposent. C'est pour remédier à ces
deux inconvéniens que nous avons
entrepris de publier, sous le titre de
Manuels, des traités vraiment élé-
mentaires, dont la réunion formera
une Encyclopédie portative des Sciences et des Arts, dans laquelle les
agriculteurs, les fabricans, les ma-
nufacturiers et les ouvriers en tout
genre, trouveront tout ce qui les con-
cerne, et par là seront à même d'ac-
quérir à peu de frais toutes les connaissances qu'ils doivent avoir pour
exercer avec fruit leur profession.

Les professeurs, les élèves, les

amateurs et les gens du monde, pourront y puiser des connaissances aussi solides qu'instructives.

Plusieurs de nos manuels sont arrivés en peu de temps à une troisième et même à une quatrième édition; un si grand nombre est une preuve évidente de leur utilité : aussi sommes-nous décidés à en continuer la publication avec toute la célérité possible. La rédaction des volumes à faire paraître est fort avancée, et nous croyons pouvoir promettre que cette intéressante Collection sera terminée avant peu.

La meilleure preuve que nous puissions donner de l'utilité et de la bonté de cette Encyclopédie populaire, c'est le succès prodigieux des divers traités parus, et les éloges qu'en ont faits les journaux.

IN-32 A 75 C.

Grécourt (*OEuvres choisies de*). 1 vol.   75 c.

Larochefoucauld. *Pensées et maxi-mes*, au lieu de 1 fr. 25 c.   75 c.

Parny (*œuvres choisies*). 3 volumes à 75 c.   2 f. 25 c.

AUTRES.

Payan. *Arithmétique des pares-seux.*   5o c.

— *Attributs des divinités de la fa-ble.*   6o c.

— *Omnibus du Langage.*   6o c.

— *Omnibus épigrammatico-galans.*   5o c.

GRAVURES.

Collection de 18 vignettes pour les *œuvres de Molière*, dessinées par Desenne, et gravées par Bein, Bosc, Devilliers, etc.   14 f.
Sur papier de Chine, premières épreuves.   21 fr.

Collection de six vignettes et un portrait, pour les *œuvres de Boileau*, dessinées par Desenne, et gravées par Burdet, Cholet, etc.   7 f.
Sur papier de Chine, premières épreuves.   10 f.

Avant la lettre.
Sur papier vélin in-4°.   14 f.
Sur papier de Chine.   20 f.

Douze vignettes pour les *œuvres de Racine*, d'après Gérard, Girodet, Desenne, gravées par A. Caron, Coiny, Bosc, Sisco, etc.
Prix sur papier de vélin.   13 fr.
— sur papier de Chine.   18 fr.
Sur papier vélin.   34 fr.
Sur papier de Chine.   50 fr.

Tous les ouvrages annoncés étant brochés , nous joignons ci-après le prix des diverses reliures.

In-folio.

	fr.	c.
Basane ordinaire.	7	5o
Veau doré sur tr. fil.	11	»

In-4°.

Basane ordinaire.	3	25
Veau doré sur tr. filets.	7	»

In-8°.

Basane ordinaire.	1	5o
Veau doré sur tr. filets.	3	5o
Maroquin d. s. tr. filets.	8	»
Parcheminé.	»	75
Gros in-8° parcheminé.	1	5o

In-12.

Basane ordinaire.	1	15
Veau doré sur tr. filets.	3	5o
Maroquin d. s. tr. filets.	6	5o
Parcheminé.	»	5o

In-18.

Basane ordinaire.	1	»
Veau doré sur tr. filets.	3	»
Mout. mar, d. s. t. filets.	3	»
Maroquin d. s. t. filets.	4	50
Parcheminé.	»	40

In-24.

Basane filetée.	»	75
Basane ordinaire.	»	60
Veau doré sur tr. filets.	2	25
Maroquin d. s. tr. filets.	3	25
Parcheminé.	»	35

In-32.

Basane filetée.	»	75
Basane ordinaire.	»	60
Veau doré sur tr. filets.	1	75
Mout. mar. d. s. t. filets.	2	50
Maroquin d. s. t. filets.	2	75
Parcheminé.	»	55
Brochures in-4º.	»	50
Brochures in-8º et au-dessous.	»	20

www.ingramcontent.com/pod-product-compliance
Ingram Content Group UK Ltd.
Pitfield, Milton Keynes, MK11 3LW, UK
UKHW021118140726
13695UKWH00004B/1577